LA SUTURE DE LA CORNÉE

DANS

L'OPÉRATION DE LA CATARACTE

Mémoire lu à l'Académie de Médecine
dans la séance du 23 avril 1889
Et communiqué au Congrès de la Société française d'Ophtalmologie
dans la séance du 8 août 1889

PAR LE

Dr FERDINAND SUAREZ DE MENDOZA, de Paris

Docteur en Médecine des Facultés de Paris et de Madrid
Membre de la Société de Médecine de Paris
Des Sociétés d'Ophtalmologie, Otologie, Laryngologie et Rhinologie de Paris
Membre fondateur de la Société française d'Otologie et Laryngologie
Membre de l'Académie médico-chirurgicale espagnole
Membre de l'Association française de Chirurgie

DEUXIÈME ÉDITION

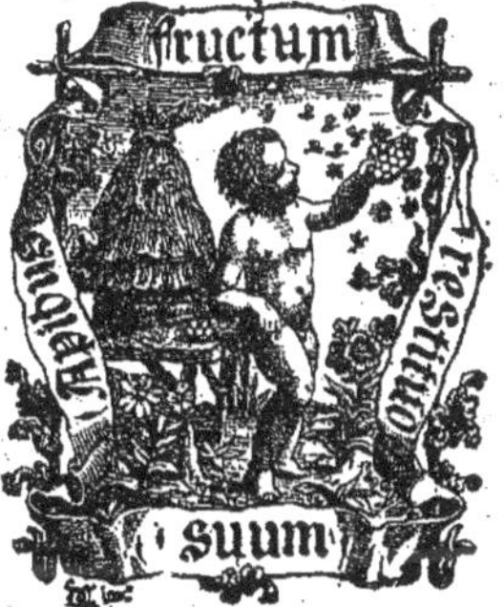

PARIS
SOCIÉTÉ D'ÉDITIONS SCIENTIFIQUES
PLACE DE L'ÉCOLE DE MÉDECINE
4, Rue Antoine-Dubois, 4
1899

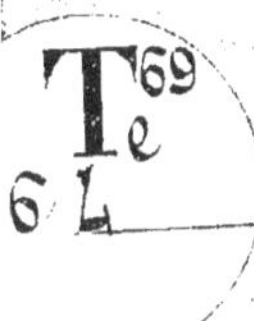

LA SUTURE DE LA CORNÉE

DANS

L'OPÉRATION DE LA CATARACTE

TRAVAUX DU MÊME AUTEUR

MÉDECINE ET CHIRURGIE GÉNÉRALES

Sur la périostite phlegmoneuse diffuse. (Thèse de doctorat, Paris, 1876).

Étude sur le bec-de-lièvre compliqué. En collaboration avec son frère, le Dr Albert Suarez de Mendoza, de Madrid : *Bulletin général de thérapeutique*, 1888.

Corps étranger de l'œsophage, *arrêté à vingt-trois cm. des arcades dentaires, et enlevé au 5e jour par un procédé nouveau, à l'aide de la sonde œsophagienne Colin-Verneuil, et du panier de de Graefe modifié,* par le Dr F. Suarez de Mendoza. Observation communiquée à l'Acad. de Méd., par M. le professeur Verneuil : *Bulletin de l'Acad. de Méd.*, 1888.

MALADIES DES YEUX

Succès immédiat et insuccès tardif dans l'opération de la cataracte. Communication à la Société française d'Ophtalmologie, 1887.

Oulétomie et iridectomie secondaire dans la récidive du glaucome opéré. Communication à la Société française d'Ophtalmologie, 1887.

Sur la notation de l'Astigmatisme. Communication à la Soc. fr. d'Ophtalm., 1888.

Sur la notation de l'Astigmatisme. Communication à la Soc. fr. d'Ophtalm., 1889.

Nouvelle pince laryngienne antéro-postérieure à fente médiane. Communication faite à la Société française d'Otologie, 1891.

Nouveaux faits à l'appui des avantages qu'offre la suture de la cornée dans l'opération de la cataracte. Communication à la Société d'Ophtalmologie de Paris, 1898.

L'Audition colorée. *Étude sur les fausses perceptions sensorielles secondaires physiologiques, et particulièrement sur les pseudo-sensations de couleurs, associées aux perceptions objectives des sons.* Mémoire communiqué à la Société française d'Ophtalmologie : *Bulletins et Mémoires*, 1890. — Paris, 1890, O. Doin, éditeur.

MALADIES DES OREILLES

Sur un cas d'épilepsie guéri par l'ablation d'un polype de la caisse, *lequel occupait tout le conduit auditif.* Communic. à la Soc. fr. d'Otol. et de Laryng., 1888.

Sur le traitement des obstructions de la trompe d'Eustache. Communication à la Société française d'Otologie et de Laryngologie, 1888.

Traitement des obstructions de la trompe d'Eustache par la dilatation continue. Communication à l'Académie de Médecine, 1888.

Instruments pour le traitement des obstructions de la trompe d'Eustache. Note lue au Congrès international d'Otologie de Bruxelles, 1888.

Note sur le traitement galvanocaustique des obstructions de la trompe d'Eustache. Communication à la Société française d'Otologie et de Laryngologie, 1880.

Deux observations d'accidents graves, consécutifs à une instillation de cocaïne dans la caisse tympanique. Communication à la Société fr. d'Otol. et de Laringol., 1889.

Contribution à l'étude des accidents que peut provoquer l'insufflation de Politzer. Communication à la Société française d'Otol. et de Laryng., 1889.

Contribution à l'étude du diagnostic et du traitement des obstructions de la trompe d'Eustache. Communication au Congrès internat. d'Otol. de Paris, 1889

Nouvelle contribution au traitement des obstructions de la trompe d'Eustache. Communication à la Société de Chirurgie de Paris, 1890.

Sur le traitement de la sclérose de la caisse par la raréfaction et la condensation progressive, *et manométriquement évaluée de l'air du conduit auditif externe.* Communication à la Société française d'Otol. et de Laryng., 1890

Sur l'emploi des bougies régulièrement graduées dans le traitement des obstructions de la trompe d'Eustache. Communication faite au Congrès international d'Otologie de Londres, 1899.

MALADIES DU LARYNX, DE LA GORGE ET DU NEZ

Modification de la pince laryngienne, *pour faciliter l'extraction des petits polypes non pédiculés des cordes vocales.* Communication à la Soc. fr. d'Otol. et de Laryngol., 1889.

Sur les applications du courant galvanique au traitement des affections des fosses nasales. Commun. au Congrès internat. d'Otol. de Paris, 1889.

Nouveau procédé pour le traitement de l'obstruction nasale. Communication à la Société d'Otologie de Paris, 1898.

LA SUTURE DE LA CORNÉE

DANS

L'OPÉRATION DE LA CATARACTE

Mémoire lu à l'Académie de Médecine
dans la séance du 23 avril 1889
Et communiqué au Congrès de la Société française d'Ophtalmologie
dans la séance du 8 août 1889

PAR LE

Dr FERDINAND SUAREZ DE MENDOZA, de Paris

Docteur en Médecine des Facultés de Paris et de Madrid
Membre de la Société de Médecine de Paris
Des Sociétés d'Ophtalmologie, Otologie, Laryngologie et Rhinologie de Paris
Membre fondateur de la Société française d'Otologie et Laryngologie
Membre de l'Académie médico-chirurgicale espagnole
Membre de l'Association française de Chirurgie

DEUXIÈME ÉDITION

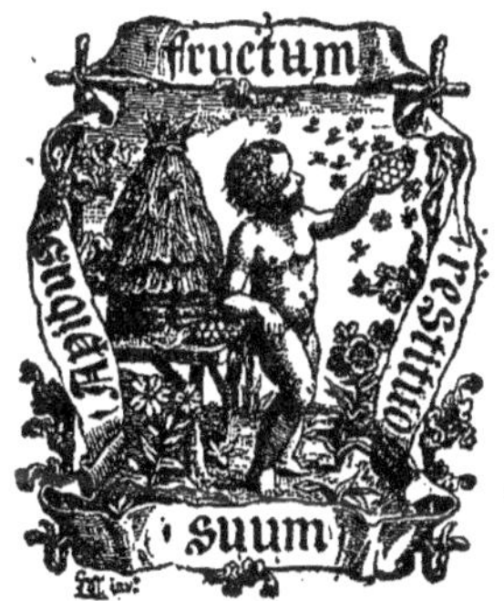

PARIS
SOCIÉTÉ D'ÉDITIONS SCIENTIFIQUES
PLACE DE L'ÉCOLE DE MÉDECINE
4, Rue Antoine-Dubois, 4
1899

LA SUTURE DE LA CORNÉE

DANS

L'OPÉRATION DE LA CATARACTE

Mémoire lu à l'Académie de Médecine,
dans la séance du 23 avril 1889
Et communiqué au Congrès de la Société française d'Ophtalmologie,
dans la séance du 8 août 1889

. PAR LE

Dr FERDINAND SUAREZ DE MENDÓZA, de Paris

Depuis que, dans l'opération de la cataracte, la méthode de l'immortel Daviel, plus ou moins modifiée, a .pris sa revanche sur celle, non moins célèbre de de Graefe, les hernies, enclavements, pincements, accolements de l'iris, d'un côté, et de l'autre, l'atrésie pupillaire, constituent des écueils qu'il n'est pas toujours facile d'éviter, malgré les grands perfectionnements apportés, dans ces dernières années, aux différents procédés opératoires.

Les moyens que nous employons pour nous garantir du premier danger nous exposent assez souvent au second. Ainsi l'ésérine, en contractant fortement la pupille, a beaucoup diminué le tant pour cent d'enclavements ; mais, par contre, sous l'influence de cette contraction, la moindre poussée d'iritis peut amener une soudure de la pupille, et, à la suite, d'interminables cyclites ou irido-choroïdites dont l'issue est souvent fatale à la vision.

Depuis longtemps, j'ai cherché le moyen de passer toujours sans accident entre ces deux écueils. Croyant que le desideratum était de pouvoir employer l'ésérine pendant l'opération et l'atropine peu de temps après, je me suis mis à la recherche de quelque procédé qui pût garantir l'opérateur contre les enclavements iriens, en assurant, par une coaptation complète et stable des bords de la section cornéenne, le prompt et définitif rétablissement de la chambre antérieure.

Seule, la suture de la cornée pouvait m'offrir la garantie désirée. Mais ne sachant comment l'œil supporterait cette intervention, j'ai tout d'abord essayé la suture sur la cornée des animaux. Je l'ai pratiquée un grand nombre de fois sur des yeux de lapins, auxquels j'avais enlevé le cristallin. Tous les sujets ont bien guéri, gardant seulement, par suite du séjour des fils dans le parenchyme cornéen, une ligne d'infiltration blanchâtre, variant d'un à trois millimètres, selon que les fils sont restés en place de trois à huit jours.

Assuré de l'innocuité de cette pratique, je l'ai, pour la première fois, mise à exécution sur une malade atteinte de cataracte sénile compliquée d'ectropion et chez laquelle je redoutais que l'occlusion palpébrale, en retenant la sécrétion muco-purulente de la conjonctive enflammée, ne causât l'infection de la plaie cornéenne. A l'aide de deux points de suture, la coaptation fut si parfaite et persista si bien, malgré les mouvements des yeux, qu'au troisième jour la guérison était complète. Les fils que, par mesure de précaution, je n'enlevai qu'au cinquième jour, n'occasionnèrent qu'une infiltration insignifiante.

Lorsque, pour prendre date, je communiquai, le 4 novembre 1888, par l'intermédiaire de M. le Dr Parent, les

résultats de mes expériences à la Société d'ophtalmologie
de Paris ([1]), je n'avais pas encore lu le travail de Williams,
de Boston, et croyais que l'opération m'était tout à fait
personnelle. Depuis cette époque, j'ai pu prendre connais-
sance de l'article original de l'oculiste américain. J'ai vu
avec plaisir que les résultats très détaillés, publiés par lui,
sont aussi très encourageants, et je suis heureux d'ajouter
à mes succès personnels, qui sont à ce jour au nombre
de quinze, le poids de ceux obtenus par cet auteur, succès
que la statistique doit aussi inscrire à l'actif de la méthode.

Si l'intéressante communication de Williams, publiée
dans le n° de septembre 1867 du *The Royal London opthalmic
Hospital reports*, n'a pas été prise en considération, bien
qu'appuyée sur une centaine de cas, c'est peut-être parce
que son auteur, qui pratiquait la suture *après l'extraction*,
accusait la nécessité de chloroformer le malade, et aussi à
cause de la difficulté qu'on savait devoir éprouver pour
appliquer la suture sur une cornée flasque, dans un œil
privé de cristallin et dont la zonule peut éclater à la
moindre pression.

Il est certain que, pratiquée par la méthode Williams,
c'est-à-dire après l'extraction et à l'aide du chloroforme, la
suture de la cornée présentait des difficultés et des dan-
gers considérables, et qu'il fallait être bien convaincu de
l'utilité de cette pratique pour en braver les inconvénients.
Pour ma part, je n'aurais pas eu cette audace, au cas où
j'eusse connu sa méthode. Mais je l'ignorais complètement
au début de mes recherches, et ce sont mes premiers
échecs sur les yeux de lapins qui m'ont fait rejeter la
suture *pratiquée après l'extraction*, et adopter le procédé
que j'ai l'honneur de vous présenter aujourd'hui.

[1] A la suite de la lecture du rapport de M. le Dr Parent sur ce travail,
la Société, dans sa séance du 4 décembre 1888, vota « que des remercie-
ments seraient adressés à l'auteur, Mr F. Suarez de Mendoza, d'Angers. »

Dans cette méthode, j'ai soin de placer un point de
suture central, que j'appellerai « point de sûreté », avant
d'ouvrir la chambre antérieure. De cette façon, on peut
aisément supprimer le chloroforme ; car l'application de
la suture ne présente plus « une difficulté presque insur-
montable », comme l'a objecté un habile oculiste,
M. Abadie (¹), mais elle devient, au contraire, d'une
exécution très facile.

De plus, ainsi qu'il résulte de mes expériences sur les
lapins et de quinze opérations que j'ai eu l'occasion de
pratiquer dernièrement chez l'homme, la tolérance de la
cornée pour les fils est extrême, et on peut laisser ceux-ci
en place de cinq à dix jours sans le moindre inconvénient.

Cette tolérance établie, je décrirai d'abord mon procédé
opératoire, je ferai ensuite la relation sommaire de mes
expériences et de mes huit premières opérations, et, fina-
lement, je résumerai les avantages de la suture.

MANUEL OPÉRATOIRE. — INSTRUMENTS

En outre des instruments habituels, j'emploie encore les
suivants :

1° Un *écarteur à bandelettes*, que j'ai fait construire, pour
éloigner les cils du champ opératoire (fig. 1) ;

2° Un couteau de de Graefe, très mince, n'ayant que
deux tiers de millimètre de largeur. On le remplacerait
avec avantage par un *couteau à arrêt dorsal*, limitant la
pénétration de la lame à deux tiers de millimètre, ou bien
par un instrument à ressort, comme le scarificateur, qui,
automatiquement, ferait une petite entaille de la longueur
et de la profondeur voulues ;

(¹) Abadie : *Recueil d'Ophtalmologie*, 1888, p. 530 : Compte rendu de la
séance du 3 juillet 1888 de la Société d'ophtalmologie de Paris.

3º Une pince à verrou à l'extrémité de laquelle je fixe par ses deux bouts, en le recourbant à peu près en forme d'anneau, un fil d'argent long d'environ cinq centimètres, et qu'on renouvelle à chaque opération (fig. 2) ;

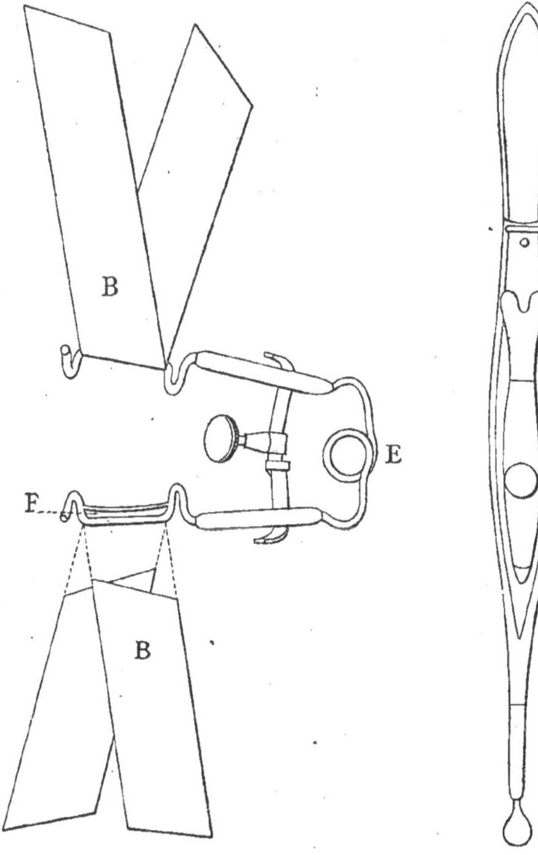

Fig. 1   Fig. 2

E   Écarteur muni de ses bandelettes.
BB   Bandelettes de soie. Elles n'ont pas ici toute leur
         longueur.
F   Fente destinée à recevoir une bandelette.

A   Pince à verrou, munie de son
    anneau.
B   Anneau de fil d'argent.

Nota. — La branche supérieure de l'écarteur est munie de sa bandelette. On a enlevé une partie de la bandelette inférieure pour laisser voir la fente F de l'instrument.

4° Une aiguille courbe très fine, longue d'environ quinze millimètres et à bords bien coupants ;

5° Du cordonnet de soie très fin.

L'*écarteur à bandelettes* est un blépharostat ordinaire présentant, dans ses branches conjectivales, deux petites fentes, dans lesquelles on glisse deux rubans de soie, de quinze à vingt centimètres de long. Ces rubans, préalablement trempés dans la solution antiseptique, sont destinés, une fois l'écarteur en place, à être retournés, l'un sur le front, l'autre sur la joue, où ils restent accolés, grâce à l'eau qui les imbibe. De cette façon, le champ opératoire est débarrassé des cils qui, rarement rendus tout à fait antiseptiques, pourraient infecter les fils de soie, si ceux-ci venaient, par mégarde, à en subir le contact dans le courant de l'opération.

Avant l'opération, tous les instruments sont trempés d'abord dans un vase d'eau boriquée bouillante, puis dans la solution de bi-iodure de mercure.

Après avoir bien lavé la figure du malade, désinfecté les voies lacrymales et les culs-de-sac conjonctivaux, j'instille la cocaïne, et quelques minutes après, je place l'écarteur à bandelettes, en ayant soin d'imbiber celles-ci, dans le voisinage des branches conjonctivales, avec quelques gouttes de cocaïne. Cette pratique a l'avantage de rendre tout à fait insensible la présence de l'instrument dans les culs-de-sac conjonctivaux, et de prévenir les contractions des paupières, que son contact provoque fréquemment chez les personnes nerveuses.

L'écarteur placé, je renverse en bas et en haut les bandelettes antiseptiques, et les fixe, par un léger frottement, sur la peau du front et de la joue.

Alors, avec le couteau à arrêt, je fais sur la cornée, à l'extrémité supérieure de son diamètre vertical, une incision superficielle, longue de cinq à six millimètres, et

d'une profondeur égale aux deux tiers de l'épaisseur de la
membrane. On peut aussi faire cette section avec un couteau mince de de Graefe, large de deux tiers de millimètre,
en tenant le tranchant tourné en haut, poussant la pointe
dans l'épaisseur de la cornée, parallèlement à la membrane
de Descemet, et en se guidant, pour la profondeur de
l'incision, sur la largeur de la lame ; mais il faut, pour
cela, être assez sûr de sa main pour ne pas ouvrir, dans ce
premier temps, la chambre antérieure, ce qui obligerait à
remettre l'opération au lendemain.

L'incision faite, j'introduis et maintiens de la main
gauche, avec la pince à verrou, l'anneau de fil d'argent
au fond de la plaie pratiquée ; puis, de la main droite, je
place le fil de suture, en ayant soin : 1° de pénétrer dans
la cornée à environ un millimètre du bord de la plaie, —
2° de passer, avec l'aiguille et le fil, en dedans de l'anneau
d'argent, et, par conséquent, au-dessus de sa partie inférieure, — 3° de sortir, de l'autre côté de l'incision, à un
millimètre de celle-ci.

Attirant ensuite la pince, dont l'ajutage annulaire empri-
sonne le fil de soie, je tire légèrement sur ce dernier qui,
alors, forme une anse que j'agrandis suffisamment pour
n'en être pas gêné dans la suite de l'opération ; puis d'un
coup de ciseau, j'ouvre l'anneau et dégage ainsi le fil,
dont j'étale l'anse et les bouts sur les bandelettes antiseptiques et sur la partie libre de l'écarteur (fig. 3).

La suture peut se faire aussi avec un fil porteur de deux
aiguilles ; alors chacune est passée de l'intérieur de l'incision vers la surface de la cornée. Mais, en faisant ainsi,
on peut craindre qu'en réunissant les lambeaux, leur posi-
tion relative ne soit pas tout à fait la même qu'avant la
section, ce qui pourrait augmenter l'astigmatisme post-
opératoire, et, peut-être, le rendre irrégulier.

Une fois la suture placée, le reste de l'opération est con-

duit comme d'habitude. On fait la ponction et la contre-
ponction à deux millimètres environ au-dessus du diamètre
horizontal de la cornée, pour en détacher le tiers supérieur.
En finissant ce temps opératoire, il faut avoir bien soin

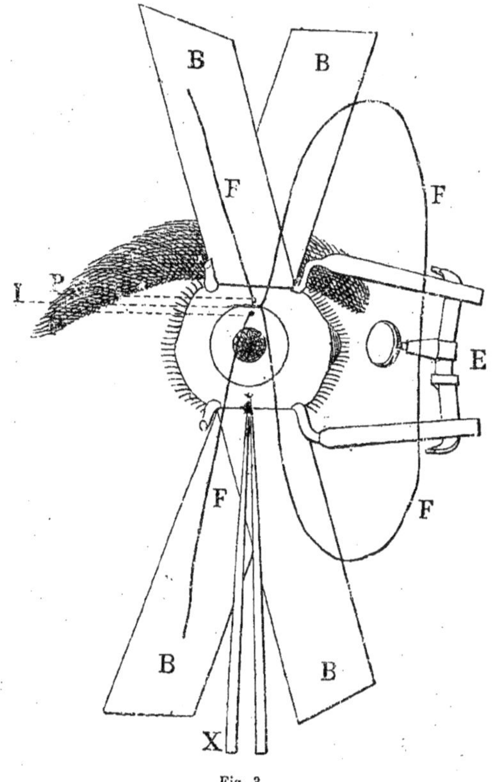

Fig. 3

E.   Écarteur mis en place.
BBBB.   Bandelettes antiseptiques retournées sur le front et la joue.
I.   Incision préparatoire pour la suture.
FFFF.   Fil de soie mis en place pour la suture, avant la taille du lambeau.
PP.   Points d'entrée et de sortie du fil.
X.   Pince à fixer.

d'achever la section de telle sorte qu'elle se continue exac-
tement avec l'incision superficielle pratiquée par la suture,

et de faire tirer légèrement, par l'aide, les fils de soie, afin qu'ils ne se trouvent pas devant le tranchant du couteau au moment où la lame émarge de la chambre antérieure, entre les lèvres de l'incision préparatoire. Cette manœuvre qui, à la lecture, pourrait paraître compliquée, est d'une exécution très facile.

La section achevée, on procède à la kystitomie et à l'extraction du cristallin, qu'on facilite, si besoin est, en exerçant une faible traction sur le fil du lambeau inférieur.

Sans enlever l'écarteur, on fait le nettoyage du sac crislallinien en exécutant de doux frottements avec la curette, et en soulevant le lambeau pour faire sortir les couches corticales. La toilette finie, l'iris est facilement réduit, grâce à l'action de l'ésérine, que j'instille immédiatement après la sortie de la lentille.

Si les bords de la plaie ont de la tendance à rester entrebâillés, et si l'iris présente de la résistance à se laisser réduire, il suffit de desserrer l'écarteur pour voir cesser cet état de choses.

Il ne reste plus qu'à fermer la plaie, après avoir bien lavé le champ opératoire.

J'achève le point de sûreté par un double nœud, puis je fais, de chaque côté, un nouveau point de suture. Ces points, une fois la suture centrale fermée, sont faciles à faire, pourvu qu'on dispose d'aiguilles bien aiguisées. On peut aussi, pour faciliter le placement de ces deux points latéraux, préparer, à l'aide de l'aiguille, avant d'inciser la cornée, deux trajets qu'on reconnaîtra plus tard facilement, et par lesquels on passera alors les fils avec une aiguille dont on aura émoussé la pointe.

Chez mes deux premiers opérés, j'ai fait deux et trois points de suture ; depuis, je me suis contenté de faire un seul point central, et le résultat a été tout à fait satisfaisant.

L'avenir nous apprendra si un seul point suffit dans

tous les cas pour prévenir l'enclavement, ou s'il vaut mieux
pratiquer deux ou trois points.

Pour enlever le point de suture — ce que je fais du
cinquième au dixième jour — il suffit, après avoir cocaï-
nisé l'œil, de passer un couteau de de Graefe sous le fil,
ras la cornée, et, la section faite, de saisir le nœud avec
une pince. Bien qu'on soit presque sûr de ne pas infecter
le trajet si l'on a soin de couper le fil au ras de la cornée,
il est bon, avant de le retirer, de faire couler dessus
quelques gouttes de la solution antiseptique.

Pour éviter des redites, il sera entendu que le procédé
que je viens de décrire est celui que j'ai employé, tant dans
mes expériences sur les lapins et dans une opération que
j'ai eu l'occasion de faire dernièrement sur le chien, que
dans les quinze opérations que j'ai pratiquées sur l'homme,
essais et opérations dont je vais, en partie, donner le résumé,

EXPÉRIENCES

Laissant de côté mes premiers essais, pendant lesquels
je cherchais quel était le meilleur moyen à adopter, je
décrirai seulement mes quatre dernières expériences, qui
ont précédé ma première opération sur l'homme, et j'y
joindrai mon opération sur le chien.

Premier cas. — 3 juin 1888. Lapin. Cataracte volumineuse à
gauche, déterminée par une discision faite il y a deux mois.

Opération. — Incision préparatoire très peu profonde, à cause
du peu d'épaisseur de la cornée du lapin. Placement du fil. Détachement du tiers supérieur de la cornée. Extraction du cristallin.
Iris irréductible : iridectomie. Fermeture de la plaie à l'aide
d'un point de suture au sommet du lambeau, et de deux nou·
veaux points placés de chaque côté du premier.

Séjour à l'air libre dans la basse-cour. Enlèvement des fils au
quatrième jour. Guérison avec infiltration légère.

Deuxième cas. — 10 juin 1888. Lapin. Cristallin non cataracté. Incision préparatoire. Placement du fil. Extraction de la lentille. Perte considérable d'humeur vitrée. Fermeture de la plaie par un seul point de suture central. OEil très affaissé. Pas de pansement. Séjour dans la basse-cour.

11 juin. L'œil a repris sa forme normale.

12 juin. Légère sécrétion, qui maintient les paupières agglutinées.

13 juin. OEil ouvert.

14 juin. Les bords de la plaie sont le siège d'une infiltration blanchâtre, large de deux millimètres.

15 juin. Même état.

16 juin. Même état.

Ablation des fils. Guérison.

Troisième cas. — 20 juillet 1887. Lapin. Cristallin non cataracté. Incision. Placement du fil. Extraction de la lentille sans perte d'humeur vitrée. Iris non réductible, faisant entrebâiller les bords de la plaie. Iridectomie. Suture. Pas de pansement.

Séjour à l'air libre. Au dixième jour, enlèvement des fils. Guérison avec ligne d'infiltration de trois millimètres.

Quatrième cas. — 27 juillet 1888. Lapin. Cristallin non cataracté. Incision. Placement du fil. Extraction de la lentille. Perte du corps vitré. Réduction complète de l'iris. Fermeture de la plaie. Séjour à l'air libre.

29 juillet. OEil ouvert. Pas de sécrétion.

4 août. Au huitième jour, enlèvement du fil. Guérison avec ligne d'infiltration large de deux millimètres.

Cinquième cas. — 28 octobre 1888. Grosse chienne appartenant à Mr L.., d'Angers. Cataracte complète à droite. Chloroforme : période d'excitation terrible, pendant laquelle la bête aboie, bave et cherche à mordre ; résolution. Incision préparatoire. Placement du fil : un point. Détachement du tiers supérieur de la cornée. Extraction du cristallin avec la curette. Perte insignifiante d'humeur vitrée.

29 octobre. OEil fermé, chassieux.

30 octobre. Même état de l'œil. On a beaucoup de peine à en

entr'ouvrir les paupières. Le globe a l'air normal, la plaie est bien coaptée, la chambre antérieure limpide, la pupille ronde et petite. Atropine.

31 octobre. Œil ouvert. Craint la lumière concentrée.

9 novembre. Depuis dix jours, par suite d'un malentendu, l'animal ne m'a pas été amené. L'œil est en bon état. Le fil est encore en place ; sa présence a provoqué une infiltration de quatre millimètres. Ablation du fil. Guérison.

Deux mois après l'opération, la ligne d'infiltration n'est que de trois millimètres.

OBSERVATIONS

J'ai pratiqué quinze fois sur l'homme la suture de la cornée, toujours avec un plein succès. Mais, pour ne pas allonger démesurément ce travail, je ne relaterai ici que mes huit premières opérations.

Premier cas. — Mme C. L..., soixante-cinq ans, mariée, rhumatisante, atteinte de cataracte et d'ectropion doubles.

27 octobre 1888. Opération de l'œil droit. Incision préparatoire. Placement de deux points de suture. Extraction facile du cristallin. Réduction de l'iris. Fermeture de la suture. Pas de bandeau : il est remplacé par une compresse antiseptique qu'on renouvelle fréquemment pour empêcher le séjour, dans l'œil, de la sécrétion produite par la conjonctive. La malade passe la journée assise dans un fauteuil.

28 octobre. Chambre antérieure rétablie et limpide. Cornée claire. Pupille très nette.

1er novembre. Même état.

2 novembre. Au cinquième jour, enlèvement des fils.

8 novembre. Guérison sans infiltration au bord de la plaie.

Un mois après, la vision est excellente : avec 90° + 2 + 10 ([1]). V = 1.

([1]) Notation symétrique par rapport à la ligne médiane du corps, le zéro sur la verticale dans tous les appareils.

Deuxième cas. — Mme C. L..., même malade que dans l'observation qui précède.

10 novembre 1888. Opération de l'œil gauche. Incision. Suture. Extraction et nettoyage très faciles. Quatre heures après, chambre antérieure refaite. Pupille louche ; douleur, rougeur légère périkératique. Atropine toutes les deux heures ; compresse antiseptique.

11 novembre. Pupille remplie d'un léger exsudat. Chambre antérieure sensiblement trouble. Atropine ; salicylate de soude ; frictions mercurielles.

12 novembre. Chambre antérieure limpide ; pupille retenue par l'exsudat dans presque toute sa circonférence. Atropine toutes les quatre heures.

13 novembre. Pupille libre dans sa moitié supérieure.

14 novembre. Pupille libre, sauf une petite synéchie à la partie inférieure.

15 novembre. Même état.

16 novembre. Au sixième jour, ablation des fils. L'exsudat du champ pupillaire se résorbe chaque jour. Atropine matin et soir.

26 novembre. Guérison. La présence des fils n'a pas laissé la moindre trace d'infiltration.

Un mois après, la vision est très satisfaisante : avec $+ 3$, axe horizontal. $+ 10$, $V = \frac{2}{3}$. Avec $+ 15$, l'opérée lit couramment des deux yeux.

Troisième cas. — 20 novembre 1888. Mr F..., vingt-cinq ans, célibataire, cultivateur. Cataracte traumatique. Iridectomie il y a deux mois. Incision. Suture. Extraction du cristallin. Pansement monoculaire après vingt-quatre heures.

25 novembre. Ablation de la suture, au sixième jour.

30 novembre. Guérison sans infiltration.

Quatrième cas. — 2 décembre 1888. Mme B..., soixante-treize ans, mariée. Cataracte à droite. Opération facile. Un point de suture.

3 décembre. Chambre claire ; pupille limpide.

7 décembre. Ablation du fil.

10 décembre. Guérison.

28 décembre. Avec verre approprié, vision très satisfaisante :
$$V = \frac{2}{3}.$$

Cinquième cas. — Mr F..., soixante-cinq ans, veuf. Tempérament faible ; teint ictérique ; antécédents personnels douteux ; catarrhe bronchique. Cataracte volumineuse ; synéchie à la partie inférieure du diamètre vertical de la pupille.

3 décembre 1888. Opération. Un point de suture. Extraction difficile. Pansement ordinaire.

4 décembre. Chambre antérieure claire ; pupille, quoique dilatée, légèrement adhérente en bas. Bonne vision. Atropine.

5 décembre. Pas de réaction. Synéchie inférieure large. Bonne vision.

6 décembre. Le malade a souffert. Chambre antérieure légèrement trouble ; exsudat pupillaire ; hypopion d'un millimètre. Frictions mercurielles ; atropine toutes les deux heures.

9 décembre. Mieux sensible. Atropine matin et soir ; injections de polycarpine.

11 décembre. L'hypopion est presque disparu.

16 décembre. Plus d'inflammation. Pupille punctiforme, occupée, dans ses deux tiers inférieurs, par de l'exsudat ; tiers supérieur mobile. Le malade part pour la campagne. Il doit revenir tous les quinze jours.

12 février 1889. Iridectomie avec les ciseaux de de Wecker.

18 février. Guérison. Vision satisfaisante : $V = \frac{1}{2}.$

Sixième cas. — Mr F..., cultivateur, quarante-neuf ans. Entré à la maison des Sœurs de l'Espérance, le 11 février 1889. Cataracte à droite.

12 février. Opération. Suture. Extraction facile du cristallin. Après l'extraction, les lèvres de la plaie restent béantes, et l'iris a de la tendance à faire hernie : il suffit de desserrer l'écarteur et de le soulever légèrement pour que la réduction se fasse et que la pupille devienne régulière. La suture est fermée.

13 février. Aucune réaction ; pupille très nette ; chambre antérieure tout à fait limpide. Une goutte d'atropine ; bandeau monolaire. Permission de se lever.

19 février. Ablation du fil.

21 février. Guérison. Pas d'infiltration. Vision très satisfaisante :
avec $90 + 4 + 10$, $V = \dfrac{2}{3}$.

Septième cas. — Mme C..., cinquante-huit ans, mariée. Entrée chez les Sœurs de l'Espérance, le 16 février 1889. Cataracte à droite.

17 février. Opération normale. Un point de suture.

18 février. Chambre antérieure limpide ; pupille nette. Atropine. Permission de se lever.

19 février. Pansement monoculaire.

20 février. Bandeau flottant.

23 février. Enlèvement du fil de suture. Pas d'infiltration.

27 février. Guérison parfaite : $V = 1$.

Huitième cas. — Mr A..., vingt-cinq ans, cultivateur. Entré chez les Sœurs de l'Espérance le 12 mars 1889. Cataracte traumatique due à une piqûre d'épine. Iridectomie il y a deux mois.

13 mars. Opération. Incision préparatoire. Placement du fil de suture. Détachement du tiers supérieur de la cornée. Extraction facile, quoique longue. Après l'extraction, pendant l'enlèvement d'un fragment de capsule, dont la nuance blanc jaunâtre me faisait croire à un reste du corps vulnérant, la cristalloïde postérieure se brise, et l'humeur vitrée fait irruption entre les lèvres de la plaie. Resserrement immédiat du fil de suture, et rapprochement des bords des lambeaux, à environ un milli mètre l'un de l'autre. Excision de la partie herniée avec les ciseaux de de Wecker. Affrontement facile des bords de la plaie. Serrement définitif du point de suture, qui maintient la coaptation parfaite. Lavage du champ opératoire. Esérine. Pansement.

14 mars. Chambre antérieure limpide. Pansement monoculaire.

15 mars. Aucune réaction.

16 mars. Même état.

17 mars. Même état.

18 mars. Bandeau flottant.

24 mars. Ablation du fil, au douzième jour. Guérison.

26 mars. Avec $+ 10$, la vision est très satisfaisante : $V = \dfrac{2}{3}$

AVANTAGES DE LA MÉTHODE

1° Elle prévient, d'une manière certaine, les enclavements et hernies de l'iris, si redoutables après l'opération de la cataracte.

2° Elle supprime l'irritation que provoque l'occlusion palpébrale prolongée, et, en permettant le libre mouvement des paupières, facilite l'écoulement des sécrétions et maintient l'œil dans un état d'asepsie plus complet.

3° Elle rend parfaite la coaptation des bords de la plaie cornéenne.

4° La toilette de celle-ci est rendue plus facile ; car, en soulevant légèrement le lambeau inférieur, à l'aide du fil de suture, on peut débarrasser les surfaces de section des moindres impuretés, en y projetant, avec un compte-gouttes, un filet d'eau antiseptique. Par suite, la vraie réunion par première intention, qui est si rare, ainsi que M. Poncet l'a constaté (¹), s'obtiendra sans doute plus facilement.

5° Lorsque le lavage de la chambre antérieure est indiqué, il est également rendu plus facile et moins dangereux, par la possibilité d'entrebâiller largement la plaie, en tirant sur le fil du lambeau inférieur.

6° Elle permet de laisser l'œil sans pansement occlusif immédiatement après l'intervention, lorsque l'inflammation de la paupière ou du sac lacrymal nécessite un nettoyage fréquemment répété, pour prévenir l'infection de la plaie cornéenne, comme dans mes deux premières opérations.

(¹) Poncet : *Bulletins et Mémoires de la Société française d'ophtalmologie*, 1883, p. 72.

7° Le prompt rétablissement de la chambre antérieure rend possible l'usage de l'atropine dès le soir de l'opération, et même deux ou trois heures seulement après celle-ci, sans qu'il y ait à craindre de provoquer une hernie de l'iris ; ce qui diminue de beaucoup les chances d'iritis grave et d'occlusion pupillaire. Dans ma deuxième observation, si, au lieu de commencer l'usage réitéré de l'atropine quatre heures après l'opération, on avait attendu vingt-quatre heures, comme d'habitude, il est presque certain que la soudure pupillaire n'aurait pu être évitée.

8° Elle permet au malade de rester debout dès le premier jour, au plus tard dès le lendemain de l'opération, si, par prudence, on trouve préférable de le laisser reposer pendant les premières heures qui suivent l'intervention.

9° Le globe oculaire étant ramené presque à l'état normal, le malade peut prendre le bandeau flottant dès le lendemain de l'extraction.

10° Elle nous met à l'abri des réouvertures de la plaie, qui surviennent quelquefois au deuxième ou au troisième jour, à la suite des mouvements brusques des yeux.

11° Par la gêne légère que le fil occasionne, la suture devient un correctif précieux de la cocaïne, en rappelant aux opérés qu'ils ont une large plaie dans l'œil, et qu'ils doivent rester relativement tranquilles. Depuis la précieuse découverte de Koller, ainsi que je l'ai observé maintes fois, les malades, ne souffrant plus pendant l'opération, et, par suite, ne se rendant plus compte de son importance, sont moins dociles qu'avant et plus portés à faire des mouvements et à chercher à voir à l'insu des gardes. Ainsi, dernièrement, une Sœur de l'Espérance, que j'ai opérée avant l'emploi de la suture, se croyant guérie au troisième jour, « puisqu'elle ne sentait pas son œil », suivant son expression, s'occupa alors de mettre de l'ordre dans sa chambre, et ouvrit la plaie cornéenne par un mouvement involontaire des yeux. L'accident n'eut heureusement pas de suites, et la malade guérit après quatre jours de pansement occlusif.

12° Lorsque, par extraordinaire, la cristalloïde postérieure vient à se briser pendant l'extraction, la méthode permet de limiter la perte d'humeur vitrée, en resserrant aussitôt le point de sûreté. Après quoi, au lieu d'abandonner l'œil, comme on fait d'habitude, laissant ainsi une large porte ouverte à l'infection, on peut continuer régulièrement l'opération en coupant d'abord, d'un coup de ciseaux, la hernie du corps vitré, puis en coaptant parfaitement les bords de l'incision cornéenne, à l'aide de la suture, et en fermant celle-ci tout à fait.

13° Enfin, le chirurgien peut examiner l'œil à n'importe quel moment, sans craindre d'occasionner la réouverture de la plaie; il peut ainsi voir à son éclosion la moindre inflammation irienne, et instituer tout de suite le traitement nécessaire.

Si, aux succès que nous avons rapportés au cours de cette étude, nous ajoutons les résultats obtenus par Williams, à une époque où l'antisepsie oculaire et l'anesthésie par la cocaïne n'étaient pas encore nées, nous pourrons, tout au moins, conclure de cet ensemble de faits : que la suture de la cornée, dans l'extraction de la cataracte, vu les grands avantages qu'elle présente, mérite d'être prise en sérieuse considération, par tout oculiste soucieux d'obtenir le succès immédiat et complet de l'opération et d'en éviter l'insuccès tardif (¹).

(¹) Voir le Mémoire sur le Succès immédiat et l'insuccès tardif *dans l'opération de la cataracte*, par le Dr Ferdinand Suarez de Mendoza.

Angers, imprimerie Lachèse et Cⁱᵉ, chaussée Saint-Pierre, 4.

A LA MÊME SOCIÉTÉ D'ÉDITIONS

SUAREZ DE MENDOZA (Ferdinand). — *L'Audition Colorée*. Étude sur les fausses sensations secondaires physiologiques et particulièrement sur les pseudo-sensations de couleurs, associées aux perceptions obje tives des sons ; in 8º de 164 pages, avec 13 grands tableaux synoptiques .... 7 fr.

SUAREZ DE MENDOZA (Ferdinand). — *Nouvelle pince laryngienne* antéro-posté rieure à fente médiane. Observations de polypes larygiens enlevés à l'aide de cette pince .... 1 fr.

SUAREZ DE MENDOZA (Ferdinand). — *Sur la notation de l'astigmatisme*, in-8º de 16 pages, avec figures dans le texte .... 1 fr·

ACTUALITÉ — *Zola Émile*, par Édouard Toulouse. — In-18 avec nombreux portraits et figures .... 3 fr. 50

Anatomie des régions, par le professeur George Mac-Clellan, de Philadelphie, deux gros volumes in-4º, illustrés de plus de 80 planches hors texte en couleur ; prix des 2 volumes .... 80 fr.
Il se vend chaque année neuf mille exemplaires de cette Anatomie en Amérique.
Pour permettre à tous les praticiens d'acheter cette *Anatomie américaine* traduite en langue française, si pratique et si vraie par ses aquarelles en couleurs, nous la livrons de suite et payable **5** francs par mois ; il suffit de nous écrire en nous adressant **10** francs de suite. — Pour le reste, nous faisons traite par la poste, **5** francs chaque mois, sans frais.

BARATOUX. — *Maladies du larynx, du nez et des oreilles* (avec nombreuses figures et atlas), prix .... 6 fr.

BARTHÉLEMY TOUSSAINT. — *Le Dermographisme*, étude complète sur les troubles vaso-moteurs de la peau. Gros in-8º, prix .... 7 fr. 50

BARTHES. — *Hygiène scolaire* .... 2 fr. 50

BERLIN. — *Guide de diagnostic gynécologique à l'usage des praticiens*, avec préface de Auvard, accoucheur des hôpitaux de Paris, 2e édition, prix .... 6 fr.

BERTILLON. — *Cours de statistique*. Un fort volume in 8º .... 10 fr.

BIANCHON. — Préface de Maurice de Fleury. — *Nos grands médecins*, avec portrait en sanguine. Volume de *grand luxe*, 500 pages, prix pour nos adhérents, 5 francs net franco, au lieu de .... 10 fr.

BLANCHARD, professeur à la Faculté de médec ne. — *Tœniadés* .... 3 fr.

BOULOUMIÉ, officier de la Légion d'honneur. — *Manuel du médecin militaire de réserve* .... 5 fr.

BOURGON (A. de). — *Formules d'oculistique* .... 5 fr.

BOURQUELOT, professeur à l'École de pharmacie de Paris. — *Fermentations et Ferments solubles*. Deux volumes .... 8 fr.

BUREAU (Dr), professeur agrégé d'accouchement. — *Guide pratique d'accouchement*, conduite à tenir pendant la grossesse, l'accouchement et les suites de couches. Bel in-8º de 420 pages avec figures .... 6 fr.

CALMETTE, directeur de l'Institut Pasteur, à Lille. — *Le sérum contre le venin des serpents* .... 3 fr.

FOURNIER (Dr H.). — Guide pratique pour le cuir chevelu. — *Hygiène du cuir chevelu*. In-18 jésus de 100 pages cartonné, prix .... 3 fr.
Ce volume, dû a la plume autorisée de l'éminent praticien, sera lu avec le plus grand profit.

GAUTIER (A.), professeur à la Faculté de médecine de Paris. — *Les TOXINES*, traité complet indiquant au praticien le nouveau traitement pour les maladies microbiennes. Gros in-8º, prix .... 15 fr.

LETULLE (Dr). — *Guide pratique des Sciences médicales*, publié sous la direction scientifique du Dr Letulle, professeur agrégé à la Faculté de médecine de Paris, médecin des Hôpitaux. Encyclopédie de poche pour le praticien. Ouvrage in-18 de 1,500 pages, cartonné à l'anglaise .... 12 fr.

MONIN. — *Formulaire de médecine pratique*, 6e édition .... 5 fr.

TROUSSEAU (Dr A.), médecin de la Clinique nationale des Quinze-Vingts. — *Guide pratique pour le choix des Lunettes*. — In-8º raisin de 80 pages environ .... 1 fr. 50

VIEILLARD. — *L'Urine humaine*, 2e édition, ... 7 fr.